BEI GRIN MACHT SICH IHR WISSEN BEZAHLT

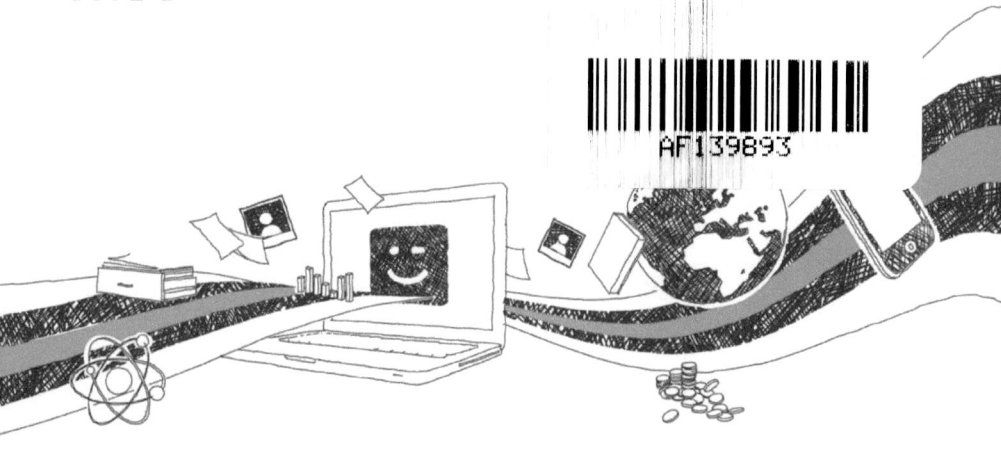

- Wir veröffentlichen Ihre Hausarbeit,
  Bachelor- und Masterarbeit

- Ihr eigenes eBook und Buch -
  weltweit in allen wichtigen Shops

- Verdienen Sie an jedem Verkauf

Jetzt bei www.GRIN.com hochladen und kostenlos publizieren

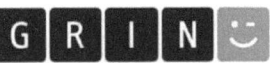

Bibliografische Information der Deutschen Nationalbibliothek:

Die Deutsche Bibliothek verzeichnet diese Publikation in der Deutschen National-
bibliografie; detaillierte bibliografische Daten sind im Internet über http://dnb.d-
nb.de/ abrufbar.

Impressum:

Copyright © 2016 GRIN Verlag
Druck und Bindung: Books on Demand GmbH, Norderstedt Germany
ISBN: 9783668813885

Dieses Buch bei GRIN:

https://www.grin.com/document/444442

Joel Hornberger

Klinische Sozialarbeit. Übertragung der sozialen Einzelhilfe und des Case Managements auf einen Fall aus der Praxisphase

GRIN Verlag

GRIN - Your knowledge has value

Der GRIN Verlag publiziert seit 1998 wissenschaftliche Arbeiten von Studenten, Hochschullehrern und anderen Akademikern als eBook und gedrucktes Buch. Die Verlagswebsite www.grin.com ist die ideale Plattform zur Veröffentlichung von Hausarbeiten, Abschlussarbeiten, wissenschaftlichen Aufsätzen, Dissertationen und Fachbüchern.

Besuchen Sie uns im Internet:

http://www.grin.com/

http://www.facebook.com/grincom

http://www.twitter.com/grin_com

DUALE HOCHSCHULE BADEN-WÜRTTEMBERG STUTTGART
FAKULTÄT SOZIALWESEN

Name der / des Studierenden: Joel Hornberger

Inhaltsverzeichnis

Hinführung zur sozialen Einzelhilfe im Krankenhaus

Die klinische Sozialberatung hat Aufgaben des Entlassungsmanagements. Hierbei geht es primär darum, eine entsprechende Versorgung nach dem Krankenhausaufenthalt zu gewährleisten. (Ansen u. a., 2004, S. 97 f) Sie wirkt auf Heilung, Linderung oder Besserung bei Behinderungen, psychosozialen Krisen und Störungen und körperlichen Beeinträchtigungen in ihrem sozialen Zusammenhang hin und kombiniert dabei sozialarbeiterische Kompetenzen mit gesundheits- sowie krankheitsrelevantem Wissen, beispielsweise aus der Sozialmedizin, oder Gesundheitswissenschaften, wie auch Public Health (ebd., S. 18 f; Homfeldt, 2012, S. 498 f).

Der individuelle Hilfebedarf, anfallende Fragen, wie auch nach Möglichkeit der gesamte Hilfeprozess soll während dem stationären Aufenthalt geklärt werden. Währenddessen geht es um Unterstützung bei der Krankheitsverarbeitung, beziehungsweise Krankheitsbewältigung, aber auch um die Veränderung und Anpassung der bestehenden Strukturen. Die Zielsetzung, Planung und Intervention geschieht stets in Abstimmung mit dem Patienten beziehungsweise der Patientin und seinen/ ihren Angehörigen und Bezugspersonen. (Ansen u. a., 2004, S. 98) Des Weiteren gibt es ein umfassendes Beratungsangebot, welches sich in die folgenden Themengebiete aufgliedert: psychosoziale Intervention, soziale Intervention, wirtschaftliche Interventionen, ambulante Nachsorge, stationäre Nachsorge, medizinische Rehabilitation und Teilhabe am Arbeitsleben (Deutsche Vereinigung für Soziale Arbeit im Gesundheitswesen e.V., 2015, S. 3; Dombo u. a., 2009, S. 297).

Die soziale Einzelhilfe im Krankenhaus, speziell auf der Urologie-Station, findet nahezu ausschließlich im Krankenhaus statt, also während des stationären Aufenthaltes der Patient_innen. Aus diesem Grund hat die Sozialberatung nur einen begrenzten Zeitraum für die Beratung zur Verfügung. (Ansen u. a., 2004, S. 97) Für die Fachabteilung Urologie ist eine Vollzeitkraft der Sozialberatung für 180 Planbetten zuständig (ebd., S. 26). Dem stationären Aufenthalt gehen mehrere Phasen voraus, beispielsweise das Aufsuchen des Hausarztes oder eines Urologen, sowie ambulante Untersuchungen im Krankenhaus mit anschließender Planung einer notwendigen Operation (Fornara u. a., 2009, S. 521 f).

Mit dem stationären Aufenthalt, beziehungsweise mit dem Beginn des Behandlungsprozesses im Krankenhaus, erhalten Betroffene die Bezeichnung „Patient_in". Dabei spielt es keine Rolle, ob sie augenscheinlich gesund oder krank in Kontakt mit dem Gesundheitssystem treten, die Bezeichnung im Krankenhauskontext ist stets Patient beziehungsweise Patientin. (Anders & Breitbart, 2014, S. 129)

Die gesicherte Diagnose, wie beispielsweise Prostatakarzinom (bösartige Tumorerkrankung der Prostata), erhalten Betroffene meistens im Krankenhaus, da für die Diagnose ein pathologischer Befund erstellt werden muss, welcher parallel zu den laufenden Untersuchungen im Krankenhaus stattfindet. Die Histopathologie, beziehungsweise das Ergebnis dieser Gewebeuntersuchung, ist für den weiteren Hilfeprozess von zentraler

Bedeutung. (Schlomm u. a., 2009, S. 502) Ein Beispiel hierfür ist eine Tumorerkrankung: ist der vorgefundene Tumor bösartig, so ist die Deutsche Rentenversicherung (für deutsche Staatsbürger) Kostenträger der anschließenden Rehabilitation (Deutsche Rentenversicherung Bund, 2015, S. 4). Im Gegensatz dazu liegt bei einem gutartigen Tumor keine Indikation für eine Rehabilitation vor (Bundesarbeitsgemeinschaft für Rehabilitation, 2013, S. 72). An diesem Beispiel lässt sich veranschaulichen, wie medizinische Diagnosen den Prozess der sozialen Einzelhilfe der klinischen Sozialberatung mit beeinflussen. Die Anamnese erfolgt also in erster Linie durch die Ärzte, woraus sich die jeweilige Diagnose ergibt, welche den Patient_innen durch einen Arzt mitgeteilt wird (Kausch u. a., 2009, S. 43 f). Im Umkehrschluss bedeutet dies jedoch nicht, dass die Sozialberatung beide Phasen des Hilfeprozesses „überspringen" kann, wie im Folgenden noch deutlich wird.

Eine Anforderung der Sozialberatung durch medizinisches Fachpersonal erfolgt in der Regel aufgrund einer bestimmten Diagnose, welche für die Fallbildung der Sozialberatung ausschlaggebend sein kann. (Ansen u. a., 2004, S. 13) Die Zuständigkeit ist hierbei genau definiert, ist sie das in bestimmten Situationen nicht, so kann die Sozialberatung mit Bitte um Prüfung der Zuständigkeit angefordert werden. Inwieweit dabei ein Fall entsteht, liegt in der Einschätzung der Sozialberatung. (Anleitung; Abteilungsleitung) Nachdem die Sozialberatung für einen Fall, also für das Tätigwerden für eine Patientin oder einen Patienten, angefordert wurde, beginnt das Sammeln von Informationen über Aktenlage in Papier- oder elektronischer Form, sowie mithilfe des Stationspersonals, den Angehörigen und selbstverständlich auch durch die Patientin oder den Patienten selbst (Heiner, 2012, S. 623). Wie im Verlauf noch aufgezeigt wird, bildet die Pflegeanamnese hierbei die Informationsbasis. Es geht darum, Informationen, Ergebnisse und Befunde der Informationsquellen, wie beispielsweise der beteiligten Fachabteilungen, auszuwerten, um so ein ganzheitliches Bild über den Betroffenen zu erlangen (Homfeldt, 2012, S. 489). Das Ineinandergreifen der einzelnen Fachabteilungen ist für die Informationsgewinnung und die daraus resultierende Einschätzung, beziehungsweise Empfehlung der Sozialberatung unerlässlich (Ansen u. a., 2004, S. 87).

Ist die onkologische Erkrankung medizinisch gesichert? Ist die Tumorerkrankung gut- oder bösartig? Wie selbstständig wird der Patient von der therapeutischen Fachabteilung beschrieben? Wie hoch ist der pflegerische Bedarf? Was empfehlen die Pflegekräfte und die Ärzte hinsichtlich der weiteren Vorgehensweise? Gibt es noch andere Erkrankungen, sogenannte Nebendiagnosen, die für das weitere Vorgehen und die Planung relevant sind? Liegt bereits, besonders bei älteren Menschen, eine Pflegestufe vor? Diese und noch weitere Fragen werden, soweit wie möglich, vor dem ersten Patientenkontakt beantwortet, wodurch eine gute Informationsbasis aufgebaut wird, was die Beratung erleichtert und sie zugleich strukturiert und zielorientiert gestaltet (Heiner, 2010, S. 8).

Eine Tumorerkrankung jeglicher Art beeinträchtigt den gewohnten Alltag der Betroffenen im großen Ausmaß, was sich an aufkommenden lebensentscheidenden und existentiellen

Fragen zeigt (Schenk & Senf, 2009, S. 213). Aus diesem Grund bedarf es nicht nur Hilfen zu einer geeigneten und qualitativen Nachsorge (Dombo u. a., 2009, S. 297), sondern auch Unterstützung bei der Krankheitsbewältigung (ebd., S. 288), wofür eine ausführliche Sozialanamnese von Nöten ist (Fornara u. a., 2009, S. 521 f).

Bereits bei den ambulanten Voruntersuchungen werden die nötigsten persönlichen Daten, wie Name, Wohnort, Krankenversicherung, Telefonnummer, Hausarzt usw. erfasst. Zu Beginn der stationären Aufnahme wird zudem eine Anamnese durch die Pflegekräfte durchgeführt, welche ein umfassenderes Bild über die Patientin beziehungsweise den Patienten aufzeigen. Die Pflegeanamnese enthält Fragen zu bestehenden Erkrankungen, wie beispielsweise Diabetes mellitus, aber auch Fragen aus denen deutlich wird, wie hilfsbedürftig beziehungsweise selbstständig die- oder derjenige vor dem Krankenhausaufenthalt war. (Brucker u. a., 2005, S. 16) Hierfür wird ein Instrument genutzt, welches zur Erfassung des Bedarfes hinsichtlich eines Entlassungsmanagements beiträgt: es heißt Blaylock-Risk-Assessment-Score, kurz BRASS-Index (Engeln u. a., 2006, S. 545). Zudem werden individuelle Bedürfnisse der Patient_innen, sowie ihre Fähigkeiten, Ressourcen und Wünsche erfasst. An dieser Stelle ist es wichtig zu erwähnen, dass die Anamnese meistens zu Beginn der Behandlung erfolgt, jedoch damit nicht abgeschlossen ist. Im Verlauf der Behandlung sollten kontinuierliche Assessments durchgeführt werden, damit die Informationssammlung sich stetig vervollständigt. (Brucker u. a., 2005, S. 16) Ziel dieser anamnestischen Kommunikation zwischen Patient_innen, oder Angehörigen, und dem medizinischen Fachpersonal ist es, den Zustand, wie auch relevante Kontextfaktoren in Erfahrung zu bringen (Anders & Breitbart, 2014, S. 131) und anschließend eine patientenorientierte Pflege durchzuführen (Brucker u. a., 2005, S. 16). Für die klinische Sozialberatung, wie auch für andere Fachabteilungen, hat die Pflegeanamnese die Funktion, eine patientenorientierte Beratung schon vor dem Erstkontakt zu ermöglichen, da die erfassten Informationen bereits mitberücksichtigt werden können. An dieser Stelle lässt sich veranschaulichen, welchen Beitrag die Pflegeanamnese zur interdisziplinären Kommunikation leistet (ebd., S. 49). Weitere Quellen zur Informationserfassung sind Angehörige und Bezugspersonen, externe Soziale Dienste und gegebenenfalls auch der Hausarzt. (Deutsche Vereinigung für Soziale Arbeit im Gesundheitswesen e.V., 2015, S. 95)

Die Beratung durch die klinische Sozialberatung erfolgt nicht nur aufgrund einer vorliegenden medizinischen Diagnose, sie ist jedoch ausschlaggebend für den Beratungsschwerpunkt. Der Wunsch von Patient_innen oder Angehörigen kann auch ein Grund für die Kontaktaufnahme seitens der Sozialberatung sein. (Ansen u. a., 2004, S. 37) Das Beratungsgespräch findet in den meisten Fällen im Patientenzimmer statt, da die Mobilität der Patient_innen, besonders nach der Operation, noch nicht wiederhergestellt oder erschwert ist. Inwieweit dieses Setting verändert werden kann wird im folgenden Kapitel betrachtet.

Für die optimale Versorgung im Anschluss ist es essentiell, das Lebensfeld der Patient_innen zu erfassen, um so die möglichen Maßnahmen diesem anzupassen. Dabei darf die Lebenswelt in der die Betroffenen leben nicht außer Acht gelassen werden, da es sonst zu Komplikationen zwischen der Maßnahme und dem/ der Hilfeempfänger/ in kommen kann, weil beispielsweise die Krankheit und die damit einhergehende Hilfsbedürftigkeit nicht akzeptiert oder ausgeblendet wird (Widulle, 2012, S. 230). Hier hat die klinische Sozialberatung die Aufgabe, die Patientinnen und Patienten ausreichend zu informieren und die Hilfe für den Einzelnen anzupassen (Dombo u. a., 2009, S. 288).

Als rechtliche Basis der klinischen Sozialberatung lässt sich zunächst das Landeskrankenhausgesetz Baden-Württemberg heranziehen, welches jedes Krankenhaus zur Bereitstellung einer Sozialberatung, beziehungsweise einem klinischen Sozialdienst, verpflichtet (§31 Abs. 2 LKHG). Folglich liegt die Sicherstellung einer Nachsorge im Anschluss an den stationären Aufenthalt von Patient_innen in der Verantwortung der Krankenhäuser. Derselbe Versorgungsauftrag wird vergleichsweise auch im SGB V an die Krankenhäuser erteilt (§39 Abs.1 S.2 SGB V). Des Weiteren haben Versicherte einer gesetzlichen Krankenversicherung einen Anspruch auf Leistungen einer medizinischen Rehabilitation, sofern diese notwendig ist, „um eine Behinderung oder Pflegebedürftigkeit abzuwenden, zu beseitigen, zu mindern, auszugleichen, ihre Verschlimmerung zu verhüten oder ihre Folgen zu mildern" (§11 Abs.1 S.1 SGB V). Weiter ist für Patient_innen hinsichtlich der Versorgung, speziell für beziehbare Leistungen, das Wunsch- und Wahlrecht von Bedeutung (§9 SBG IX).

Patientenkontakt - Erstgespräch

Das Gespräch mit Herr Müller (Name geändert) hat auf der Station Urologie im Klinikum am Gesundbrunnen in Heilbronn am 30.08.2016 stattgefunden. Herr Müller in aufgrund einer bösartigen Tumorerkrankung der Prostata ins Krankenhaus aufgenommen worden (interne Anforderung an die Sozialberatung). Er wurde am 29.08.2016 operiert (Intranet; Patientenakte) und am folgenden Tag von mir in seinem Zimmer aufgesucht. Vor dem Patientenkontakt im Krankenhaus werden immer die Hände desinfiziert (Kommission für Krankenhaushygiene und Infektionsprävention, 2016, S. 1195). Anschließend wurde an der Zimmertür geklopft, bevor es betreten wurde (S. 19, Z. 1; Anleitung). Es folgte eine Begrüßung mit Handschlag und eine Vorstellung, sowie eine Erklärung der eigenen Funktion (S. 19, Z. 2 f; ebd. Z. 15 f; Widulle, 2012, S. 145). Das Gesprächsangebot an Herr Müller fand statt, weil ich vom Stationsarzt digital angefordert wurde (Intranet; Widulle, 2012, S. 143). Aus diesem Grund habe ich den Zweck meiner Kontaktaufnahme erläutert (S. 19, Z. 15 f). Auf der Urologie ist es für die meisten Patient_innen nachvollziehbar, warum sie von der Sozialberatung aufgesucht werden, so auch für Herr Müller. Zunächst war er sich unsicher, warum ich ihn besuchte (ebd., Z. 5), aber spätestens als ich angefangen hatte, von der Rehabilitationsmaßnahme zu sprechen (ebd., Z. 15 f) konnte er das Gespräch, wie auch mich als Person und meine Funktion im Kontext gut einordnen (ebd., Z. 18 f). Jedoch ist die fehlende Aufklärung über Datenschutz und Schweigepflicht zu kritisieren, welche jedem Gespräch voran gehen sollte (Widulle, 2012, S. 145 f). Die Schweigepflicht hatte ich versehentlich nur im Zuge der Antragsaufnahme angesprochen, nicht aber bezüglich weiteren Inhalten im Beratungsgespräch (S. 21, Z. 100).

Zu Beginn des Gesprächs ist es im Krankenhaus üblich die Patient_innen zu fragen, ob die aktuelle Situation für ein Gespräch in Ordnung ist (S. 19, Z. 2-4), da sie gegebenenfalls vor einer Untersuchung stehen, oder sie in dem Moment körperliche Beschwerden, wie etwa Schmerzen, haben könnten. Auf Verlangen der Patient_innen kann auch ein Termin ausgemacht werden, an dem ein erneuter und ausführlicherer Kontakt stattfinden kann (Anleitung). Ein weiterer Grund hierfür kann sein, dass am vereinbarten Termin die Angehörigen mit dabei sein können. Wird ein Wunsch für einen erneuten Termin oder ein anderes Setting, wie beispielsweise ein Aufenthaltsraum oder das Büro der Sozialberatung, geäußert, so wird versucht dies zu realisieren. Die Veränderung des Settings ist aber an die Mobilität der Patient_innen gebunden, denn eine Verlagerung des Bettes ist normalerweise nicht vorgesehen. Gegebenenfalls kann aber auch der Bettnachbar oder die Bettnachbarin das Zimmer verlassen, sodass ein vertrauliches Gespräch stattfinden kann. Herr Müller war zum Zeitpunkt des Gesprächs der einzige Patient in seinem Zimmer. Erst gegen Mittag, sollte ein weiterer Patient von seiner Operation zu ihm ins Zimmer verlegt werden. Somit war zum Zeitpunkt des Erstgespräches ein vertrauliches Setting vorhanden. Herr Müller war mit der Gesamtsituation einverstanden (S. 19, Z. 5; Z. 24).

Wie sich in diesem Kapitel noch zeigen wird, konnte ich eine gute Gesprächsatmosphäre herstellen, sodass Herr Müller mit mir über seine Anliegen, Hoffnungen und seine Ängste offen reden konnte. Das Gespräch fand in einem vertraulichen Setting statt und konnte bis zum Schluss ohne Störung geführt werden. Herr Müller lag während dem Gespräch in seinem Bett und ich setzte mich mit einem Stuhl schräg neben ihn. Um mich anzuschauen, musste er seinen Kopf ein wenig nach rechts neigen, hatte aber sonst viel Sichtfreiheit, sodass er nicht gezwungen war mich ununterbrochen anzuschauen. Zudem fand das Gespräch auf Augenhöhe statt. Nach WEINBERGER ist eine solche Sitzposition günstig, weil Klient_innen, beziehungsweise Patient_innen, dadurch kein frontales Gegenübersitzen aufgezwungen werde, wodurch Unsicherheit ausgelöst werden könnte (2013, S. 137).

Kurz nach der Begrüßung habe ich mich nach seiner Operation und seinem aktuellen Befinden erkundigt (S. 19, Z. 6 f). Für Patient_innen ist dies oftmals das Wichtigste, so auch für Herr Müller. Er hatte Angst vor seiner Operation und war nach einem erfolgreichen Abschluss seiner kurativen Behandlung spürbar erleichtert (ebd., Z. 8-10). Gab es während der Operation Komplikationen oder hat eine Patientin oder ein Patient zu Beginn des Gesprächs Schmerzen, so wird das Gespräch in der Regel abgebrochen und nicht fortgeführt (Anleitung). Es ist also unerlässlich, sich nach dem Befinden der Patient_innen zu erkundigen, da dies einen maßgeblichen Einfluss auf das Gespräch hat. Zudem steigert das Eingehen auf Patient_innen die Vertrauensbildung (Widulle, 2012, S. 145). Nach seiner Operation war Herr Müller etwas geschwächt, aber dennoch fit genug, um ein Gespräch führen zu können, also begann ich die Thematik des Gesprächs zu skizzieren (S. 19, Z. 15 f; 20-23). Dies erscheint mir als sinnvoll, da es dadurch für ihn, wie sicherlich auch für andere Patient_innen leichter ist, das Gespräch im Gesamtkomplex der Nachsorgeorganisation einzuordnen. Für WIDULLE ist dies ebenso Basis eines jeden Erstgesprächs (2012, S. 146). Außerdem ist es meiner Meinung nach wichtig den Hintergrund für Erfragtes den Patient_innen zu erklären, sodass sie meine Fragen nachvollziehen können (S. 19, Z. 34; S. 20, Z. 35-37). Dies sorgt für Transparenz gegenüber den Patient_innen, wodurch sie sich beim „Frage-Antwort-Spiel" (S. 21, Z. 90), wie auch bei allen anderen Fragen die zur Informationsgewinnung beitragen, hoffentlich besser fühlen (Widulle, 2012, S. 146).

Im weiteren Verlauf beginnt die Explorationsphase (ebd., S. 147), da die Vorstellung, sowie die Klärung des Rahmens erfolgt ist. Weil die Informationsgewinnung beim Erstgespräch im Vordergrund steht (ebd.), stellte ich Herr Müller verschiedene Fragen, die für den weiteren Hilfeprozess, besonders für die Rehabilitation, von Bedeutung waren (S. 19, Z. 16 f; ebd. Z. 25; ebd. Z. 28 f; ebd. Z. 31; S. 20, Z. 44 f; ebd. Z. 56; S. 21, 75; ebd. Z. 90). Ebenso die Antragsaufnahme erfolgte in diesem Erstgespräch (S. 21, Z. 93-102). Nach der Antragsaufnahme ist das Sammeln von relevanten Informationen abgeschlossen und somit die Phase der Anamnese beendet (Galuske, 2013, S. 88 f).

Durch die Fragen von Herr Müller wurde die Anamnese, wie auch die draus resultierende Diagnose, umfassender. So ging es ihm nicht nur um seine Rehabilitationsmaßnahme, sondern auch um Themen wie Lohnfortzahlung (S. 21, Z. 103 f), berufliche Wiedereingliederung (S. 22, Z. 114-117) und Schwerbehinderung (S. 24, Z. 208-211). Während dem Gespräch präzisiert sich die Diagnose, sodass die anschließende Intervention zielorientierter gestaltet werden kann (Pantuček-Eisenbacher, 2012, S. 107 f). Die „Diagnostik dient der Entscheidungsfindung" (ebd., S. 117) für die folgende Intervention beziehungsweise Behandlung (Heiner, 2010, S. 15). Bereits vor dem ersten Kontakt zu Herr Müller konnte ich eine Kurzdiagnose stellen (Pantuček-Eisenbacher, 2012, S. 145). Dies war durch Aktenlage, sowie mündliche Vorinformationen durch das Stationspersonal möglich. Zudem konnte ich verschiedene Befunde von unterschiedlichen Fachabteilungen im Intranet vor dem ersten Patientenkontakt einsehen, wodurch ich bereits die Informationen von verschiedenen Ebenen zu einer Kurzdiagnose auswerten konnte. Außerdem war es mir möglich, Fakten über Herr Müller zu sammeln, sodass ich diese nicht erneut mit ihm besprechen musste. Dazu zählen Geburtsdatum, Wohnort, Krankenversicherung, Kontaktmöglichkeiten zu Angehörigen und selbstverständlich auch jegliche medizinischen Diagnosen, die über ihn bekannt waren. Hieraus lassen sich Hinweise für eine mögliche Fallkonstellation herausziehen (ebd.). Ein Beispiel hierfür sind die Kontaktmöglichkeiten zu Angehörigen. Bevor mir Herr Müller von seiner Ehefrau und seinen beiden Töchtern erzählte (S. 24, Z. 206; ebd. Z. 210; ebd. Z. 213), wusste ich, dass es sie gibt und sie nicht weit voneinander entfernt wohnen würden. Im Intranet war verzeichnet, dass er mit seiner Ehefrau zusammenlebe und seine beiden Töchter nur wenige Kilometer entfernt in der nächsten Stadt wohnen würden. (Aktenlage; Intranet) Zu diesem Zeitpunkt ahnte ich den Wunsch von Herr Müller, vor Beginn der Rehabilitation noch einige Tage zu Hause zu verbringen (S. 21, Z. 76 f). Dieses Beispiel zeigt auf, wie nützlich Vorkenntnisse, sein können und wie sie bereits den Erstkontakt mitgestalten (Pantuček-Eisenbacher, 2012, S. 146). Durch die Rückschau auf das geführte Gespräch mit Herr Müller, ist mir deutlich geworden, wie ich die Handhabung dieser vorläufigen Diagnose optimieren kann. Das fehlende Informieren von Herr Müller über mein Vorwissen ist, wie ich denke, ein Kritikpunkt am geführten Erstgespräch. PANTUČEK sieht diese Transparenz gegenüber Klient_innen als wichtigen Bestandteil im Umgang mit Kurzdiagnosen, beziehungsweise vorläufigen Diagnosen (2012, S. 148).

Im Krankenhaus, wie auch in anderen Einrichtungen des Gesundheitswesens, hat sich die Klassifikation von Diagnosen mit Hilfe des ICD-10 etabliert. Dadurch kann jeder mithilfe eines Diagnoseschlüssels oder eines Kataloges die Kodierung entziffern. Da die Bezeichnung für eine Diagnose vereinheitlich ist, wird die Kommunizierbarkeit innerhalb der professionellen Community erleichtert. (ebd., S. 282)

Die Diagnostik trägt, wie zuvor bereits erwähnt, zur Entscheidungsfindung bei. Das heißt, es werden Indikationen und Problemdefinitionen zu Lösungswegen und „Optionen für Ziele" (Müller, 2008, S. 75) ausgewertet. Es stellen sich also verschiedene Fragen, die für den fortlaufenden Behandlungsverlauf beantwortet werden sollten. „Welche Entscheidung ist zu treffen?", „Warum ist jetzt diese Entscheidung zu treffen?", „Wer will eine Entscheidung?" (Pantuček-Eisenbacher, 2012, S. 120) und noch einige weitere Fragen, deren Beantwortung die folgende Interventionsphase planbar werden lässt, sind dabei hilfreich. Für Herr Müller, wie auch für mich, stand außer Zweifel, dass die Entscheidung für eine Rehabilitationsmaßnahme die Richtige war (S. 19, Z. 24). Weil für Herr Müller die Wiederherstellung der Urinkontinenz von großer Bedeutung war, fiel ihm die Entscheidung über die angebotene Maßnahme nicht besonders schwer (S. 24, Z. 188 f). Diese Entscheidung hat Herr Müller eigenständig getroffen und wurde von mir dabei, wie auch bei den weiteren Themen im Beratungsgespräch, unterstützt. Im weiteren Beratungsverlauf zeigte sich Herr Müller sehr interessiert an weiteren Themen neben der Rehabilitationsmaßnahme, hielt sich aber gleichzeitig mit Entscheidungen über die Inanspruchnahme der Leistungen zurück (S. 22, Z. 140-142; S. 25, Z. 257 f). Die Entscheidung für die Rehabilitationsmaßnahme fiel Herr Müller am leichtesten, aber der Beantragung eines Schwerbehindertenausweises konnte er nicht zusagen. Es könnte sein, dass für ihn der Status „Schwerbehinderter", welche Betroffene ungewollt erhalten, untragbar war. Auffallend ist jedoch die Um-Formulierung von „Nachteilausgleiche" zu „Vorteile", welche von Herr Müller gebraucht wurde (S. 25, Z. 236).

Nun stellt sich die Frage, wie Herr Müller überhaupt mit seiner Erkrankung, beziehungsweise seiner Diagnose, umgehen konnte (Schlippe & Schweitzer, 2016, S. 168). Welche Ängste hat er? Welche Hoffnungen setzt er in die bevorstehende Therapie? Hat er existenzielle Sorgen? Inwieweit gesteht er sich die Erkrankung ein und akzeptiert sie? An dieser Stelle lassen sich besonders die Fragen und Reaktionen von Herr Müller herausstellen. So gestand er sich gleich zu Beginn des Gespräches ein, Angst vor der Operation gehabt zu haben (S. 19, Z. 8). Gleichzeitig war er über die positive Rückmeldung des Arztes hinsichtlich dem Verlauf der Operation erleichtert (ebd., Z. 8 f). Herr Müller hatte seine Erkrankung, in seinem Fall eine bösartige Tumorerkrankung der Prostata, fürs Erste akzeptiert und schöpfte aus der positiven Rückmeldung des Arztes Hoffnung für den weiteren Therapieverlauf (ebd., Z. 9 f; ebd., Z. 14). Im weiteren Verlauf des Gespräches zeigte sich auch seine Motivation für eine Rehabilitationsmaßnahme (S. 21, Z. 92). Daraus lässt sich die Schlussfolgerung ziehen, dass Herr Müller den „großen Schock" (Schenk & Senf, 2009, S. 212) durch die diagnostizierte und bereits behandelte Tumorerkrankung, größtenteils überwunden hatte und sich nun auf die folgenden Thematiken der Krankheitsbewältigung fokussierte. Dies zeigte sich durch sein Interesse an den möglichen Handlungsfolgen der Diagnose. Es sei an dieser Stelle noch einmal herauszustellen, dass Herr Müller sich bereits Bilanzfragen stellte (S. 21, Z. 103 f; S. 22, Z. 114-117; S. 24, Z. 208-211), wodurch deutlich wurde, dass es ihm um zukünftige Aspekte ging, also was er konkret in seiner Situation tun, beziehungsweise in Anspruch nehmen konnte (Schlippe & Schweitzer, 2016, S. 168).

In die Rehabilitationsmaßnahme setzte Herr Müller große Hoffnung, hinsichtlich der akuten somatischen Einschränkung, welche ihn sehr belastete (S. 24, Z. 190-193; ebd. Z. 198). HAUTMANN und STUDER beschreiben die Inkontinenz als „dramatisches soziales Problem" (2009, S. 110), wodurch zentrale Aspekte des Menschseins in Angriff genommen werden (Saha u. a., 2009, S. 230). „Angst, Stress, Verleugnung und aktivierte Partnerkonflikte" (Kronenwetter u. a., 2005, S. 99 f) können mit den Folgen der Erkrankung einhergehen. Als Herr Müller offenlegte, wie sehr ihn die Inkontinenz belastet, wurde er für einen Moment niedergeschlagen und bestürzt. Aus diesem Grund war es gut, eine Gesprächspause entstehen zu lassen (S. 24, Z. 205), sodass er Zeit hatte über das Gesagte nachzudenken (Weinberger, 2013, S. 140). Für mich war es erstaunlich, in welcher psychischen Verfassung ich Herr Müller während dem Erstkontakt erleben durfte, da er sich mit Ausnahme zu besagtem Zeitpunkt (S. 24, Z. 190-205) weitestgehend ausgeglichen gezeigt hatte. Er erkannte seine Situation nahezu ganzheitlich und plante seine weitere Vorgehensweise mit seiner Diagnose weitläufig, was sich an den sogenannten Bilanzfragen zeigte (S. 21, Z. 103 f; S. 22 Z. 114-117; S. 24, Z. 208-211). Außerdem gab es für ihn während dem Gespräch einige Male Anlass zum Lachen (S. 19, Z. 26; S. 23, Z. 181; S. 26, Z. 277). Aufgrund der aufgezeigten Situation und Reaktionen hat Herr Müller, meiner Meinung nach, wenig Probleme hinsichtlich der Krankheitsverarbeitung. Er zeigte sich psychisch stabil, mit Ausnahme bei dem Thema Kontinenz. Die Stimmungsschwankungen bei Tumorerkrankungen zählen zum Krankheitsbild, wie auch zur Therapie dazu und sind hormonell bedingt (Saha u. a., 2009, S. 253). Womöglich war er aus diesem Grund für einen Moment niedergeschlagen (S. 24, Z. 190 f; ebd. Z. 196) und wenige Augenblicke später wieder zukunftsorientiert und sachlich (ebd., Z. 206 ff). Auf die Frage, ob Herr Müller existenzielle Sorgen hatte, lässt sich sein Interesse an einer stufenweisen Wiedereingliederung ins Erwerbsleben anführen (S. 22, Z. 115 f). Obwohl er sich während dem Gespräch weder dafür noch dagegen entscheiden konnte, war offensichtlich, wie er seine finanzielle Situation gegen seinen Genesungsprozess abwog (ebd., Z. 140 f).

Nach WEINBERGER geht die Problemanalyse und Zielfindung im Beratungsprozess allen weiteren Schritten voran (2013, S. 120 f). „Einzelne Elemente der problematischen Situation" (ebd., S. 121) wurden im Verlauf des Gespräches identifiziert. Dadurch konnten erste Ziele aufgestellt werden, wie etwa das Durchhalten bis zum Beginn der Rehabilitationsmaßnahme (S. 24, Z. 198; ebd. Z. 201), das Durchlaufen der Maßnahme (S. 23, Z. 181 f) und das gründliche Überlegen hinsichtlich beruflicher Wiedereingliederung (S. 22, Z. 142 f) und einem Schwerbehindertenausweis (S. 25, Z. 252 f; ebd. Z. 258 f), sowie anschließende Rücksprache über weitere Interventionen seitens der Sozialberatung (S. 26, Z. 296; ebd. Z. 300). Die miteinander vereinbarten Ziele, beziehungsweise Teilziele, bewertete Herr Müller dabei stets positiv. Des Weiteren hielt er sich teilweise für die endgültige Planung und Entscheidung noch zurück. Dabei war es für ihn hilfreich, dass ich ihm hierfür möglichen subjektiven Zeitdruck genommen hatte, wie beispielsweise bezüglich der Beantragung eines Schwerbehinderten- ausweises (S. 24, Z. 223 f). An anderer Stelle zeigte er sich entschlossen, wie bei der Wahl der Rehabilitationsklinik. Er verzichtete auf eine Bedenkzeit (S. 20, Z. 68). Als ich mit ihm über die berufliche Wiedereingliederung sprach, merkte ich wie er sich zurückhielt, da er die Konsequenzen, womöglich im Dialog mit seiner Ehefrau oder seiner Tochter, abwägen wollte (S. 22, Z. 142 f). Um Herr Müller unvoreingenommen Zeit zu geben, darüber nachzudenken, teilte ich ihm meine eigene Meinung diesbezüglich nicht mit. Vergleichsweise dazu ist es auch für WEINBERGER besonders wichtig, im Beratungsprozess die Klient_innen, oder in meinem Fall Patient_innen, nicht durch eigene Wertvorstellungen zu beeinflussen (2013, S. 123). Aus demselben Grund, nämlich Informationen objektiv zu vermitteln, sodass die Patient_innen unvoreingenommen entscheiden können (Haselmann, 2009, S. 192), habe ich ihn auf die medizinischen und fachlichen Standards der Rehakliniken hingewiesen, wodurch er sich bei seiner Wahl womöglich leichter tat, da er wusste, er würde keine Vor- oder Nachteile durch seine Entscheidung haben (S. 20, Z. 60-63).

Ein Beratungsgespräch im Krankenhaus kann sich nicht beliebig in die Länge ziehen, da die Krankenhausstruktur dies nicht ermöglicht. Für die Sozialberatung bedeutet das, Gespräche komprimiert und zielorientiert zu führen. (Ose, 2011, S. 59) Im Umkehrschluss bedeutet dies jedoch nicht, die persönlichen Belange der Patient_innen aufgrund des Zeitdrucks außer Acht zu lassen oder nicht darauf einzugehen, da „eine gesundheitsfördernde integrative Soziale Arbeit (...) unverzichtbar" (Ansen u. a., 2004, S. 10) sei.

Gegen Ende des Gespräches habe ich die wichtigsten Inhalte für Herr Müller zusammengefasst (S. 26, Z. 284-289), sodass es für ihn leichter wurde die Quintessenz aus dem Gespräch heraus zu ziehen. Zudem besprach ich mit ihm die weiteren Schritte, sodass er sich im Hilfevorgang besser orientieren konnte (ebd., Z. 293 f). Außerdem teilte ich ihm mit, dass ich stets in Absprache mit ihm tätig werden würde (ebd., Z. 297-299). Dadurch verhinderte ich den Eindruck von Herr Müller, dass ich über ihn hinweg Entscheidungen für seine Situation treffen würde. Abschließend habe ich ihm eine Visitenkarte ausgehändigt, damit er die Möglichkeit hatte mich jederzeit zu kontaktieren (S. 27, Z. 301 f). Als letztes händigte ich ihm eine zweiseitige schriftliche Zusammenfassung der Beratung aus (ebd., Z. 307 f). Diese Zusammenfassung wurde von der Sozialberatung intern erstellt und wird Patient_innen im Anschluss an die Beratung mitgegeben (Anleitung). Sie dient als Erinnerungsstütze und beinhaltet nahezu alle Themen, die in einer onkologischen Beratung auftreten können.

Zusammenfassend lässt sich sagen, dass der erste Kontakt mit Herr Müller und somit auch das Erstgespräch sehr umfassend war. Dies geht primär auf die diagnostizierte Erkrankung von Herr Müller zurück, weil sich Tumorpatient_innen häufig lebensentscheidende soziale Fragen stellen, da sie sich, wie auch nahestehende Bezugspersonen, in einer Extremsituation befinden (Schenk & Senf, 2009, S. 213). Aus diesem Grund ist es hilfreich den Betroffenen ein breites Spektrum von Beratungsinhalten anzubieten, um so die verschiedenen Möglichkeiten der Unterstützung und Hilfestellung in der Krankheitsbewältigung aufzuzeigen (Dombo u. a., 2009, S. 293). Im Erstgespräch wurde Herr Müller von mir über meine Aufgaben und meine Zuständigkeit informiert. Zudem habe ich Herr Müller ein Angebot zur Begleitung während dem stationären Aufenthalt im Krankenhaus gemacht und mich als Ansprechpartner angeboten (S. 27, Z. 301 ff; Deutsche Vereinigung für Soziale Arbeit im Gesundheitswesen e.V., 2015, S. 17). Die Feinabstimmungen (S. 26, Z. 293), also die individuellen Bedürfnisse von Herr Müller bezüglich der Rehabilitationsmaßnahme, wurden, wie ich es mit ihm abgesprochen hatte, im folgenden Gespräch geklärt. Ebenso die Unterstützung durch seine Ehefrau in der Übergangsphase vom Krankenhaus zur Rehabilitationsklinik, welche Herr Müller zu Hause verbrachte, war Teil des folgenden Gesprächs. Dabei wurde unter anderem geklärt, ob ein Hilfebedarf für diese Tage bestand. (Deutsche Vereinigung für Soziale Arbeit im Gesundheitswesen e.V., 2015, S. 95)

Skizzierung des weiteren Hilfevorgangs

Im Anschluss an die Anamnese und Diagnose folgt die Behandlung, beziehungsweise Intervention (Galuske, 2013, S. 89). Nicht nur die Sozialberatung, sondern auch andere Fachabteilungen beginnen nun mit dieser Phase des Hilfevorgangs (Ose, 2011, S. 77). Konkret für die Sozialberatung bedeutet die Phase der Behandlung das mit den Patient_innen Vereinbarte umzusetzen (Anleitung). Im Fall von Herr Müller geht es daher um die Antragstellung und Koordination der Rehabilitationsmaßnahme. Hierfür muss, unter Berücksichtigung der Vorgaben des zuständigen Kostenträgers, Kontakt zum Sozialdienst der jeweiligen Rehabilitationsklinik aufgenommen werden, um die Aufnahmemöglichkeit zu erfahren. Nach erfolgter Terminabsprache erhält auch die Rehabilitationsklinik alle erforderlichen Unterlagen. Im Anschluss hieran wird die zuständige Station, also in dem beschriebenen Fall die Urologie, sowie Herr Müller und seine Angehörigen benachrichtigt. (Deutsche Vereinigung für Soziale Arbeit im Gesundheitswesen e.V., 2015, S. 94 f) Da sich Herr Müller für die stufenweise Wiedereingliederung ins Erwerbsleben interessierte, würde ihm durch die Sozialberatung eine ausführliche Informationsgrundlage zur Hand gegeben. Grundzüge des Eingliederungsplanes können gegebenenfalls bereits erarbeitet werden (Anleitung). Die Unterlagen können in Absprache mit Herr Müller bereits an den Arbeitgeber, wie auch an den Hausarzt und den Kostenträger versendet werden. Anderweitig können sämtliche Unterlagen auch Herr Müller übergeben werden, sodass er eigenständig die besprochene „Stationen" zur Bewilligung durchläuft. (Deutsche Vereinigung für Soziale Arbeit im Gesundheitswesen e.V., 2015, S. 108 f) Ein weiterer Beratungsschwerpunkt im Gespräch mit Herr Müller, war die Beantragung eines Schwerbehindertenausweises, um so die Nachteilsausgleiche in Anspruch nehmen zu können. Hierzu wird die Sozialberatung ebenfalls zunächst eine ausführliche Informationsbasis im Dialog aufbauen. Anschließend kann ein Antrag, sofern es gewünscht wird, ausgefüllt und auch eingereicht werden. (ebd., S. 49) Im Praktischen werden also weitere Gespräche mit Herr Müller durch die Sozialberatung folgen, in denen besagte Beratungsschwerpunkte angesprochen, vertieft und geklärt werden. Wie bereits angesprochen, werden für alle genannten Leistungen der Sozialberatung verschiedene Unterlagen, meist medizinische, von anderen Fachabteilungen benötigt, weshalb eine interdisziplinäre Kooperation unerlässlich ist (Homfeldt, 2012, S. 497). Nach GALUSKE gestaltet sich diese Intervention durch eine Mischung aus „direkter und indirekter Behandlung" (2013, S. 89), da Gespräche mit Herr Müller, sowie mit Angehörigen, Kostenträger, Rehabilitationsklinik und weiteren Institutionen und Personen geführt werden.

Um nach Beendigung der Intervention, beziehungsweise Behandlung, Patient_innen zur Evaluation aufzufordern, können sie im Abschlussgespräch direkt und offen darauf angesprochen werden. Ebenso besteht die Möglichkeit Patient_innen eine Rückmeldung über den durchlaufenen Behandlungsprozess mitzuteilen. (Weinberger, 2013, S. 145) Eine solche Form der Evaluation nennt sich summative Evaluation, da sie am Ende des Hilfeprozesses steht und die erreichten Ergebnisse in den Vordergrund rückt (Christa, 2009, S. 325). Im Zuge dessen kann eine verkürzte Version der Katamnese durchgeführt werden (Weinberger, 2013, S. 150). Eine weitere Möglichkeit eine Rückmeldung von Patient_innen zu erhalten ist der klinikinterne Feedbackbogen, welcher anonym abgegeben werden kann. Dieser wird durch klinikinternes Personal elektronisch erfasst, um die Auswertung zu vereinfachen (Anleitung). Durch diese Form der internen Evaluation kann die Qualität der Krankenhausbehandlung, in Bezug auf alle Fachabteilungen, geprüft und gegebenenfalls verbessert werden (Christa, 2009, S. 326). Um eine klinikinterne Evaluation durch empirische Daten auszuwerten, bedarf es einer systematischen und vereinheitlichen Dokumentation (Franzkowiak u. a., 2011, S. 192 f). Dadurch besteht jederzeit die Möglichkeit in kurzer Zeit eine Statistik über erbrachte Leistungen und erfolgreiche Abschlüsse von Hilfeprozessen mithilfe von klinikinternen Dokumentationsprogrammen zu erheben (Anleitung; Abteilungsleitung).

Übertragung des Case Managements

Die Auseinandersetzung mit dem CM (Case Management) erscheint als zeitgemäß, da das CM seit einigen Jahren in vielen Bereichen der Sozialen Arbeit Einzug erhalten konnte (Galuske, 2013, S. 202). Diese Zunahme könne als positiv, genauer gesagt als „für Deutschland passend" (ebd., S. 202), interpretiert werden. In diesem Kapitel wird das CM auf die Abteilung Sozialberatung übertragen und nicht auf die, wie in einigen Krankenhäusern verbreitete eigenständige CM-Fachabteilung (Neuffer, 2013, S. 7), beziehungsweise Stabstelle (Wendt, 2015, S. 36). Beim CM werden Klient_innen, beziehungsweise Patient_innen, fokussiert, die einen hohen Bedarf an Unterstützung aufweisen und mehr als nur punktuelle Hilfen benötigen (Wendt, 2010, S. 15). Hinsichtlich der Arbeitsweise haben sich drei Modelle herauskristallisiert: die Konzentration auf die Vermittlungstätigkeit, eine „arrangierte Unterstützung zur Eingliederung" (ebd., S. 18) und die Unterstützung im Sinne des Empowerments. Für die Soziale Arbeit ist es hierbei von zentraler Bedeutung, die Menschen in den Vordergrund zu stellen, und nicht die allgemein passende Hilfeleistung (Neuffer, 2013, S. 8). Wie bereits erwähnt ist CM für Menschen mit einer Mehrfachbelastung die einen längeren Unterstützungsprozess durchlaufen gedacht, weshalb es notwendig ist, eine entsprechende Beziehung aufzubauen (ebd., S. 9; Hansen, 2006, S. 17). Für die Sozialberatung im Krankenhaus bedeutet dies, den Fokus nicht nur auf die Leistung, wie etwa die Rehabilitationsmaßnahme im Falle von Herr Müller, zu legen, sondern auf die umfassende und ganzheitliche Unterstützung und Versorgung der Patient_innen. Das heißt, dass es „um ein Mit-Behandeln im Rahmen einer umfassenden Behandlung von Klienten mit dem Fokus auf der sozialen Dimension der jeweiligen Störung(en)" (Lohner, 2013, S. 65) geht. Aufgrund einer Mehrfachbelastung, werden meistens mehrere Leistungserbringer tätig, weshalb das CM organisierend und koordinierend agiert (Meinhold, 2012, S. 641). Für die Behandlung, beziehungsweise Intervention, verbindet das CM „das Bewältigungssystem von Klienten und das formale Ressourcensystem" (Wendt, 2010, S. 39). Nach WENDT lässt sich die Intervention in fünf Schritte unterteilen: „Ziele setzen, Klären und Planen, Entscheiden, Realisieren, Kontrollieren und Bewerten" (2015, S. 42). Das Handeln wird zielorientiert gestaltet und soll dabei effektiv und effizient erfolgen (ebd., S. 43). Des Weiteren dient CM der Weiterentwicklung von Steuerungsinstrumenten in Prozessen der Einzelhilfe, sowie deren Evaluation (Klie, 2011, S. 509).

Für die Übertragung von CM auf die klinische Sozialberatung, ist die Eingrenzung hinsichtlich der Rahmenbedingungen unvermeidbar. So kann die Sozialberatung im Krankenhaus, aufgrund der vorherrschenden Rahmenbedingungen, beispielsweise durch die Kostenträger, bei einem urologischen Tumorpatienten wie Herr Müller, keine Form der Beratung, Unterstützung oder Begleitung über den Krankenhausaufenthalt hinaus anbieten. Aus diesem Grund lässt sich das CM für die Sozialberatung nur auf den Zeitraum des stationären Aufenthaltes der Patient_innen projizieren (Langhorst & Schwill, 2011, S. 61). Für die Übertragung auf die soziale Einzelhilfe sollte die Zuständigkeit geklärt sein, damit Patient_innen nicht zu viel oder zu wenig Hilfe erhalten (Kähler, 2001, S. 182), was voraussetzt, dass Wege der Kooperation verschiedener Leistungserbringer vorhanden sind (ebd., S. 108). Darüber hinaus sollte die Auseinandersetzung mit ethischen Aspekten und Fragen, vor Intervenieren im Sinne des CM, stattfinden (Neuffer, 2013, S. 8), wie es vergleichsweise für Case Manager in den USA Standard ist (Hansen, 2006, S. 32). Im Zuge dessen können auch aktuelle Hindernisse einer qualitativen Sozialen Arbeit im Krankenhaus, wie etwa die Verkürzung der Liegezeiten, was einen höheren Entlassungsdruck zur Folge hat (Borstel, 2013), thematisiert werden. Dabei laufe die Sozialberatung Gefahr, die Fallverantwortung an nächste Fachstellen abzugeben, wie etwa den Sozialdienst der Rehabilitationsklinik, wodurch eine intensive Behandlung im Sinne des CM nicht mehr möglich wäre (Kähler, 2001, S. 108). Zudem sind nach MENZEL Krankenhäuser nur selten personell entsprechend ausgestattet, um ein CM durchzuführen (2010, S. 273). Dies werde durch die beschriebene Problematik des Zeitdrucks noch verstärkt (ebd., S. 274).

Ein weiterer Gesichtspunkt im Zuge der Übertragung stellen die einzelnen Phasen des CM dar, welche nur teilweise von der Sozialberatung angewendet werden. Die Kontaktaufnahme (Intake) erfolgt im Zuge des Erstgespräches und somit auch der Anamnese. Das Assessment beschränkt sich auf die notwendigen Aspekte hinsichtlich der anschließenden Versorgung an den Krankenhausaufenthalt. Dasselbe lässt sich auch über die Planungsphase festhalten. Die Organisation und Koordination der Rehabilitationsmaßnahme im Fall von Herr Müller spiegelt dies wieder. Die im Anschluss daran folgende Interventionsphase gestaltet sich individuell und geht aus der Planungsphase hervor. Der Fokus liegt auf der Erstversorgung im Anschluss an den Krankenhausaufenthalt, weshalb Aspekte wie die Beratung zu einem Schwer-behindertenausweis (S. 24, Z. 224 ff) oder zur beruflichen Wiedereingliederung (S. 22, Z. 125 ff) nur oberflächlich behandelt werden. In vereinzelten Fällen und nur wenn es der alltägliche Zeitdruck zulässt, können diese Aspekte vertieft werden (Abteilungsleitung). Als nächstes folgt die Phase der Überwachung (Monitoring), welche sich aufgrund der kurzen Liegezeiten der Patient_innen (Borstel, 2013) nur über wenige Tage erstreckt. Auch die Evaluation wird in überschaubarem Umfang gehandhabt, wie im dritten Kapitel dieser Arbeit deutlich wurde. Hervorheben lässt sich jedoch die Vernetzung zu anderen Institutionen. Nach WENDT ist diese ein fester Bestandteil der Arbeit als Case Manager (2015, S. 114). Demnach hat die Sozialberatung zu verschiedenen Einrichtung, wie auch Leistungs- und Kostenträger formelle, wie auch informelle Kommunikations- und Kooperationsstrukturen, die für Einzelne zur Anwendung kommen. Unterstreichen lässt sich im Zuge dessen die gegenseitige Evaluation dieser Vernetzung.

Zusammenfassend lässt sich festhalten, dass die Sozialberatung die Phasen des CM durchläuft, sie aber nicht in dem Umfang ausführt, wie es von Vertretern des CM vorgesehen ist. Das bloße Abhandeln der einzelnen Phasen beschränkt sich auf ein Entlassmanagement (Rapp, 2013, S. 97 f) und kann daher nicht als CM bezeichnet werden, da einzelne Aspekte und Funktionen des CM vernachlässigt werden (Klie, 2011, S. 511), auch wenn einige Inhalte fragmentarisch auf die Einzelhilfe der klinischen Sozialberatung übertragen werden können. Veranschaulichen lässt sich dies, wie zuvor bereits angesprochen, an der Fallverantwortung, welche mit der Entlassung der Patient_innen weiter- beziehungsweise abgegeben wird. Die Sozialberatung kann auch punktuelle Hilfen im Sinne der sozialen Einzelhilfe leisten, was eine weitere Gegensätzlichkeit zum CM darstellt. Hingegen bildet die institutionelle Vernetzungs-struktur der Sozialberatung zu internen wie externen Institutionen, welche Teil der Netz-werkarbeit im Allgemeinen ist (Pauls, 2013, S. 323 f), eine Parallele zum CM. Im Zuge dessen werden die Unterstützungsleistungen gemanagt und Patient_innen während des Kranken-hausaufenthaltes begleitet. Dennoch sind die Phasen des Case Work, beziehungsweise der sozialen Einzelhilfe, wie aufgezeigt wurde, omnipräsent und können nicht gänzlich durch die Phasen des CM ersetzt werden.

5965 Wörter

14

Literaturverzeichnis

Anders, M. P., & Breitbart, E. W. (2014). Die Bedeutung der Kommunikation in der medizinischen Versorgung. In K. Hurrelmann & E. Baumann (Hrsg.), *Handbuch Gesundheitskommunikation* (1. Auflage). Bern: Huber.

Ansen, H., Gödecker-Geenen, N., & Nau, H. (2004). *Soziale Arbeit im Krankenhaus: 3 Tabellen.* München: Reinhardt.

Borstel, S. von. (2013, Juli 23). Kliniken entlassen ihre Patienten im Rekordtempo. *Welt Online.* Abgerufen 01. November 2016 von http://www.welt.de/wirtschaft/article118320550/Kliniken-entlassen-ihre-Patienten-im-Rekordtempo.html

Brucker, U., Ziegler, G., Theis, S., Jodes-Laßner, U., Köhler, C., Reus, U., ... Veit-Zenz, A. (2005). Grundsatzstellungnahme Pflegeprozess und Dokumentation - Handlungsempfehlungen zur Professionalisierung und Qualitätssicherung in der Pflege. (Medizinischer Dienst der Spitzenverbände der Krankenkassen e. V. (MDS), Hrsg.). Abgerufen 01. November 2016 von http://www.mdk.de/media/pdf/P42Pflegeprozess.pdf

Bundesarbeitsgemeinschaft für Rehabilitation (Hrsg.). (2013) (eBook). *Arbeitshilfe für die Rehabilitation von Menschen mit allergischen Hauterkrankungen.* Frankfurt/Main.

Christa, H. (2009) (eBook). Evaluation. In B. Michel-Schwartze (Hrsg.), *Methodenbuch Soziale Arbeit: Basiswissen für die Praxis* (2., überarb. und erw. Aufl, S. 317–344). Wiesbaden: VS Verlag für Sozialwissenschaften.

Deutsche Rentenversicherung Bund (Hrsg.). (2015) (eBook). Rehabilitation nach Tumorerkrankungen. *Nr. 304,* (10.Auflage), 24.

Deutsche Vereinigung für Soziale Arbeit im Gesundheitswesen e.V. (2015). *Produkt- und Leistungsbeschreibung der Klinischen Sozialarbeit* (3. Aufl.). Berlin.

Dombo, O., Goepel, M., Müller, G., Otto, U., Rübben, H., & Sperling, H. (2009) (eBook). Rehabilitation. In H. Rübben (Hrsg.), *Uroonkologie: mit 269 Tabellen* (5., vollst. überarb. Aufl, S. 283–316). Heidelberg: Springer Medizin.

Engeln, M., Hennes, H.-J., Stehling, H., & Ziegenbein, R. (2006). Der Blaylock-Risk-Assessment- Score (Modifizierter BRASS-Index) als Initialassessment im multiprofessionellen Entlassungsmanagement. *Pflegewissenschaft,* (10/06), 545–549.

Fornara, P., Semjonow, A., & Wagner, S. (2009) (eBook). Diagnostik. In H. Rübben (Hrsg.), *Uroonkologie: mit 269 Tabellen* (5., vollst. überarb. Aufl, S. 521–536). Heidelberg: Springer Medizin.

Franzkowiak, P., Homfeldt, H. G., & Mühlum, A. (2011). *Lehrbuch Gesundheit.* Weinheim: Beltz Juventa.

Galuske, M. (2013). *Methoden der sozialen Arbeit: eine Einführung* (10. Auflage). Weinheim Basel: Beltz Juventa.

Grießmeier, B., Krauß, O., Roschmann, R., Schumacher, A., Weis, I., & Singer, S. (2014). Leitfaden zum OPS 2014 - Psychosoziale Leistungen im somatischen Akutkrankenhaus dokumentieren und kodieren. (Bundesarbeitsgemeinschaft Psychosoziale Versorgung im Akutkrankenhaus, Hrsg.). Abgerufen 01. November 2016 von http://dvsg.org/fileadmin/dateien/02Fachgruppen/01Akutbehandlung/2014OPS-Kodierleitfaden.pdf

Hansen, E. (2006) (eBook). Das Case / Care Management. In M. Galuske & W. Thole (Hrsg.), *Vom Fall zum Management: neue Methoden der sozialen Arbeit* (1. Aufl, S. 17–36). Wiesbaden: VS, Verlag für Sozialwissenschaften.

Harro Dietrich Kähler. (2001) (eBook). *Erstgespräche in der sozialen Einzelhilfe* (4.). Freiburg im Breisgau: Lambertus-Verlag.

Haselmann, S. (2009) (eBook). Systemische Beratung und der systemische Ansatz in der Sozialen Arbeit. In B. Michel-Schwartze (Hrsg.), *Methodenbuch Soziale Arbeit: Basiswissen für die Praxis* (2., überarb. und erw. Aufl, S. 155–206). Wiesbaden: VS Verlag für Sozialwissenschaften.

Hautmann, R. E., & Studer, U. E. (2009) (eBook). Harnableitung. In H. Rübben (Hrsg.), *Uroonkologie: mit 269 Tabellen* (5., vollst. überarb. Aufl, S. 91–116). Heidelberg: Springer Medizin.

Heiner, M. (2010). Diagnostik in der Sozialen Arbeit: Zielsetzung, Gegenstand und Dimensionen. *Vierteljahresheft zur Förderung von Sozial-, Jugend-, und Gesundheitshilfe, 41. Jahrgang* (Nr. 4), 14–29.

Heiner, M. (2012) (eBook). Handlungskompetenz und Handlungstypen Überlegungen zu den Grundlagen methodischen Handelns. In W. Thole (Hrsg.), *Grundriss Soziale Arbeit: ein einführendes Handbuch* (4. Auflage, S. 611–624). Wiesbaden: VS Verlag.

Homfeldt, H. G. (2012) (eBook). Soziale Arbeit im Gesundheitswesen und in der Gesundheitsförderung. In W. Thole (Hrsg.), *Grundriss Soziale Arbeit: ein einführendes Handbuch* (4. Auflage, S. 489–504). Wiesbaden: VS Verlag.

Kausch, I., Hohenfellner, M., & Jocham, D. (2009) (eBook). Diagnose-, Prognose- und Therapieaufklärung. In H. Rübben (Hrsg.), *Uroonkologie: mit 269 Tabellen* (5., vollst. überarb. Aufl, S. 43–45). Heidelberg: Springer Medizin.

Klie, T. (2011) (eBook). Case Management und soziale Dienste. In A. Evers, R. G. Heinze, & T. Olk (Hrsg.), *Handbuch Soziale Dienste* (1. Aufl, S. 499–514). Wiesbaden: VS Verlag für Sozialwissenschaften.

Kommission für Krankenhaushygiene und Infektionsprävention (Hrsg.). (2016). Händehygiene in Einrichtungen des Gesundheitswesens: Empfehlung der Kommission für Krankenhaushygiene und Infektionsprävention (KRINKO) beim Robert Koch-Institut (RKI). *Bundesgesundheitsblatt - Gesundheitsforschung - Gesundheitsschutz, 59*(9),

1189–1220. https://doi.org/10.1007/s00103-016-2416-6

Kronenwetter, C., Weidner, G., Ornish, D., Pettengill, E., Marlin, R., Crutchfield, L., ... Raisin, C. J. (2005). Analysis of Interviews of Men With Early Stage Prostate Cancer. *Medscape*, (28(2)), 99–107.

Langhorst, K., & Schwill, M. (2011) (eBook). Grundlagen. In R. Krüger (Hrsg.), *Sozialberatung: Werkbuch für Studium und Berufspraxis* (1. Aufl, S. 14–83). Wiesbaden: VS, Verlag für Sozialwissenschaften.

Lohner, J. (2013). Die Klinische Sozialarbeit geht ihren Weg : Replik auf Ruttert, T., Klinische Sozialarbeit - quo vadis? (np 4/12: 335-345), *Jg. 43*(Nr. 1), 65–69.

Meinhold, M. (2012) (eBook). Über Einzelfallhilfe und Case Management. In W. Thole (Hrsg.), *Grundriss Soziale Arbeit: ein einführendes Handbuch* (4. Auflage, S. 635–648). Wiesbaden: VS Verlag.

Menzel, R. (2010) (eBook). Case Management im Krankenhaus - eine Aufgabe der klinischen Sozialarbeit. In V. Brinkmann (Hrsg.), *Case Management: Organisationsentwicklung und Change Management in Gesundheits- und Sozialunternehmen* (2., aktualisierte und überarb. Aufl, S. 259–276). Wiesbaden: Gabler.

Müller, B. (2008). *Sozialpädagogisches Können: ein Lehrbuch zur multiperspektivischen Fallarbeit* (5. Aufl). Freiburg im Breisgau: Lambertus.

Neuffer, M. (2013). Case Management - Ein Konzept für die Soziale Arbeit?! *Zukunft der Sozialen Arbeit, Jg. 38*(Nr. 1/2), 6–13.

Ose, D. (2011) (eBook). *Patientenorientierung im Krankenhaus: welchen Beitrag kann ein Patienten-Informations-Zentrum leisten?* (1. Auflage). Wiesbaden: VS Verlag für Sozialwissenschaften.

Pantuček-Eisenbacher, P. (2012). *Soziale Diagnostik: Verfahren für die Praxis Sozialer Arbeit* (3., aktual. Aufl). Wien: Böhlau-Verl.

Pauls, H. (2013). *Klinische Sozialarbeit: Grundlagen und Methoden psycho-sozialer Behandlung* (3. Aufl). Weinheim: Beltz Juventa.

Rapp, B. (2013). *Fallmanagement im Krankenhaus: Grundlagen und Praxistipps für erfolgreiche Klinikprozesse* (1. Aufl). Stuttgart: Kohlhammer.

Saha, F., Sütfels, G., Altner, N., & Dobos, G. (2009) (eBook). Komplementäre Therapieverfahren. In H. Rübben (Hrsg.), *Uroonkologie: mit 269 Tabellen* (5., vollst. überarb. Aufl, S. 215–268). Heidelberg: Springer Medizin.

Schenk, M., & Senf, W. (2009) (eBook). Psychoonkologie – ganzheitliche Betreuung von Tumorpatienten. In H. Rübben (Hrsg.), *Uroonkologie: mit 269 Tabellen* (5., vollst. überarb. Aufl, S. 207–214). Heidelberg: Springer Medizin.

Schlippe, A. von, & Schweitzer, J. (2016). *Lehrbuch der systemischen Therapie und Beratung. 1: Das Grundlagenwissen: mit 31 Abbildungen und 6 Tabellen* (3., unveränderte Auflage). Göttingen Bristol, CT, U.S.A: Vandenhoeck & Ruprecht.

Schlomm, T., Chun, F. K.-H., Graefen, M., Huland, H., & Köllermann, J. (2009) (eBook). Onkologische Kennzeichen. In H. Rübben (Hrsg.), *Uroonkologie: mit 269 Tabellen* (5., vollst. überarb. Aufl, S. 500–512). Heidelberg: Springer Medizin.

Weinberger, S. (2013). *Klientenzentrierte Gesprächsführung: Lern- und Praxisanleitung für psychosoziale Berufe* (14., überarb. Aufl). Weinheim: Beltz Juventa.

Wendt, W. R. (2010). *Case Management im Sozial- und Gesundheitswesen: eine Einführung* (5., überarb. Aufl). Freiburg im Breisgau: Lambertus.

Wendt, W. R. (2015) (eBook). *Case Management im Sozial- und Gesundheitswesen: eine Einführung* (6., überarb. und erw. Aufl). Freiburg im Breisgau: Lambertus.

Widulle, W. (2012) (eBook). *Gesprächsführung in der sozialen Arbeit: Grundlagen und Gestaltungshilfen* (2., durchges. Aufl). Wiesbaden: Springer VS.

Zusatz: Vereinzelte Inhalte, besonders über interne Abläufe, wurden durch die Anleitung und die Abteilungsleitung während der Praxisphase vermittelt.

Anhang

Gesprächsprotokoll:

1 *(Klopfen am Patientenzimmer und anschließendes Betreten)*

2 **Ich:** Guten Morgen Herr Müller. Hornberger ist mein Name, ich gehöre zur Sozialberatung hier

3 im Krankenhaus und würde Sie gerne einige Minuten sprechen. Haben Sie einige Minuten

4 Zeit?

5 **Hr. Müller:** Aber sicher doch. Um was geht es denn?

6 **Ich:** Um die Zeit nach dem Krankenhausaufenthalt. Zunächst würde ich aber gerne von Ihnen

7 erfahren, wie Sie die gestrige Operation überstanden haben.

8 **Hr. Müller:** Ganz gut. Ich hatte viel Angst davor, doch es ist alles sehr gut verlaufen, meinte

9 der Arzt heute Morgen. Heute geht es mir wieder ziemlich gut. Etwas schwach fühle ich mich,

10 aber ich denke, das ist normal.

11 **Ich:** Ja das ist es. Aber seien Sie unbesorgt, in den kommenden Tagen wird es Ihnen

12 zunehmend besser gehen. Es freut mich zu hören, dass es Ihnen soweit gut geht und es

13 während der Operation keine Komplikationen gab.

14 **Hr. Müller:** Ja ich freue mich auch sehr.

15 **Ich:** Herr Müller, ich besuche Sie, um mit Ihnen darüber zu sprechen, wie es nach dem

16 Aufenthalt hier im Krankenhaus für Sie weitergehen kann. Da kommt das Thema Reha auf.

17 Hat diesbezüglich jemand schon mal etwas zu Ihnen gesagt?

18 **Hr. Müller:** Ja mein Urologe meinte, dass die Möglichkeit besteht eine Reha im Anschluss zu

19 durchlaufen, aber mehr weiß ich darüber nicht.

20 **Ich:** Ihr Arzt hat Recht. Sie haben einen Anspruch auf eine Anschlussheilbehandlung, auch

21 Reha genannt und ich bin hier, um mit Ihnen alles rund um diese Thema zu besprechen.

22 Zunächst würde ich von Ihnen gerne einige Eckdaten erfragen und anschließend können wir

23 klären, wann, wo und wie die Reha ablaufen kann.

24 **Hr. Müller:** Sehr gut, dann fangen Sie an.

25 **Ich:** Sind Sie noch berufstätig?

26 **Hr. Müller:** Sie sagen es richtig! *(lacht)* Noch bin ich berufstätig, einige wenige Jahre habe ich

27 noch.

28 **Ich:** Okay gut. Ich nehme an Sie haben in die Deutsche Rentenversicherung eingezahlt, ist

29 das richtig?

30 **Hr. Müller:** Ja das ist richtig.

31 **Ich:** Es gibt verschiedene Rentenversicherungen. Wissen Sie zufällig, bei welcher Sie sind?

32 **Hr. Müller:** Ja, das ist die Deutsche Rentenversicherung Bund Berlin (DRV Bund). Früher hieß

33 sie noch BVA.

34 **Ich:** Genau, früher hieß Sie anders. Heute nennt Sie sich DRV Bund. Gut, dass sie das wissen,

35	denn dadurch haben wir bereits die Wahl der Rehakliniken ein kleines bisschen eingegrenzt
36	aber sie haben bei der DRV Bund immer noch eine sehr große Auswahl, was die Rehakliniken
37	betrifft.
38	**Hr. Müller:** Ach, ist die Rentenversicherung für mich zuständig? Ich dachte eher an die
39	Krankenkasse.
40	**Ich:** Nein, die Krankenkasse ist es nicht. Bei onkologischen Erkrankungen ist für Berufstätige,
41	wie auch für Rentner, die Deutsche Rentenversicherung zuständig.
42	**Hr. Müller:** Ach das wusste ich nicht. Ist das gut oder schlecht?
43	**Ich:** Das kommt darauf an, was sie sich bezüglich der Reha wünschen, aber dazu kommen
44	wir gleich. Ich habe noch eine andere Frage, haben Sie zufällig Ihre
45	Rentenversicherungsnummer dabei, vielleicht im Handy eingespeichert?
46	**Hr. Müller:** Oh nein, die habe ich nicht dabei.
47	**Ich:** Ist nicht schlimm. Ich habe eine Möglichkeit, dies in Erfahrung zu bringen. Die Deutsche
48	Rentenversicherung hat hierfür extra eine Kommunikationsstruktur eingerichtet. Das regle ich
49	für sie.
50	**Hr. Müller:** Das ist nett, danke.
51	**Ich:** Wie gesagt haben Sie eine große Auswahl, welche Rehaklinik Sie wählen können. Sie
52	haben aufgrund des Wunsch- und Wahlrechts im SGB V die Möglichkeit, sich eine
53	Vertragsklinik der Deutschen Rentenversicherung Bund auszusuchen.
54	**Hr. Müller:** Welche Kliniken sind das?
55	**Ich:** Es gibt ortsnahe Kliniken, aber auch Kliniken im Schwarzwald oder am Bodensee.
56	Möchten Sie grundsätzlich in der näheren Umgebung bleiben oder lieber weiter weg?
57	**Hr. Müller:** Sehr gerne so nahe wie möglich, dann können mich meine Frau und meine beiden
58	Töchter besuchen kommen.
59	**Ich:** Alles klar, dann machen wir das so. Die nächste Klinik, die für Sie in Frage kommen
60	würde, wäre demnach die MediClin Kraichgau-Klinik in Bad Rappenau. Inhaltlich haben die
61	Kliniken nahezu keine Unterschiede, da sie den medizinischen Standards und Zertifizierungen
62	gerecht werden müssen. Folglich hätten Sie keine Vor- oder Nachteile hinsichtlich der
63	medizinischen Behandlung, wenn Sie eine Klinik wählen würden, welche weiter weg wäre.
64	Wenn Sie es sich aber nochmal überlegen möchten oder weitere Kliniken kennenlernen
65	möchten, wäre das kein Problem. Ich kann Ihnen, sofern Sie es wünschen, eine Liste von
66	möglichen Kliniken und einige Flyer vorbeibringen. Auf die Klinik müssen wir uns zum jetzigen
67	Zeitpunkt noch nicht festlegen.
68	**Hr. Müller:** Nein, nein. Ich lege mich jetzt fest. Wir bleiben bei der Klinik in Bad Rappenau. Ich
69	spreche mich darüber mit meiner Frau ab, aber ich würde Sie bitten schon mal anzufragen,
70	wann der nächste Aufnahmetermin möglich wäre. Würde die Reha im Anschluss an den
71	Krankenhausaufenthalt stattfinden?
72	**Ich:** Es wird schwierig einen Termin direkt im Anschluss an das Krankenhaus zu bekommen,

73 aber wenn es für Sie in Ordnung gehen würde, könnten Sie auch einige Tage nach Hause
74 gehen. Wichtig hierbei ist nur, dass Sie die Reha spätestens zwei Wochen im Anschluss an
75 Ihren Krankenhausaufenthalt antreten müssen. Wäre diese Variante okay für Sie?
76 **Herr Müller:** Ja absolut. Mir kommt das sogar entgegen, da ich mich noch etwas ausruhen
77 und in Ruhe meine Sachen packen könnte.
78 **Ich:** Alles klar. Dann planen wir das dementsprechend. Für den genauen Termin melde ich
79 mich nochmal bei Ihnen. Sie sind ja noch einige Tage hier im Haus und bis Sie entlassen
80 werden, ist das alles geklärt. Die Reha würde drei Wochen dauern und Sie können
81 entscheiden, ob Sie diese stationär oder ganztags ambulant durchlaufen möchten.
82 **Hr. Müller:** Am liebsten wäre mir stationär. Mir ist das zu hektisch, immer hin und her zu fahren.
83 **Ich:** Ja das kann ich verstehen. Nach so einem anstrengenden Krankenhausaufenthalt kommt
84 man gerne etwas zur Ruhe, bevor es wieder mit der nächsten Behandlung weitergeht. Wir
85 können es so planen, wie Sie es wünschen. Die Möglichkeit besteht und Sie können sich das
86 raussuchen, wie es für Sie am angenehmsten ist. Jetzt würde ich gerne mit Ihnen gemeinsam
87 einen Antrag für die Reha ausfüllen. Um die Antragstellung und die Kostenübernahme würde
88 ich mich kümmern, sodass Sie sich voll und ganz auf Ihre Genesung konzentrieren können.
89 Das wird so eine Art „Frage-Antwort-Spiel" und es dauert nicht lange. Sind Sie dafür fit genug?
90 Schaffen Sie das?
91 **Hr. Müller:** Aber sicher! Es geht ja schließlich um meine Reha.
92 **Ich:** Sie sagen es. Also folgendes ...
93 *(Antragsaufnahme folgt) Fragen zu: Personalien, Familienstand, zuletzt ausgeübte*
94 *Erwerbstätigkeit, derzeitige Stellung im Beruf/ Erwerbsleben, Beschäftigungsgrad,*
95 *Teilnahme an einem strukturierten Behandlungsprogramm und einer integrierten*
96 *Versorgung, Krankenversicherung, Dauer der Erwerbsunfähigkeit, zuständiger Hausarzt,*
97 *Beiträge zur Sozialversicherung, Bezug von Arbeitslosengeld, möglicher Beamtenstatus,*
98 *bereits erhaltene Rentenleistungen, Unfälle verschiedenster Art (bspw. Arbeitsunfall),*
99 *benötigte anerkannte Hilfsmittel oder Kommunikationshilfen. Zum Schluss noch Ort,*
00 *Datum und Unterschrift zur Entbindung der ärztlichen Schweigepflicht, sodass der Antrag*
01 *eingereicht werden kann.*
02 **Hr. Müller:** Mir ist noch eine Frage eingefallen: Bekomme ich während der Reha von der
03 Krankenkasse Geld oder gibt es irgendwelche finanzielle Unterstützungsmöglichkeiten?
04 **Ich:** Das ist eine sehr gute und wichtige Frage. Zunächst bekommen Sie ab dem Datum der
05 Krankschreibung, also auch schon während Ihrem Krankenhausaufenthalt, sechs Wochen
06 Lohnfortzahlung. Sie erhalten demnach in diesen Wochen Ihren gewohnten Lohn vom
07 Arbeitgeber. Während der Reha kann es sein, dass diese sechs Wochen ablaufen. In diesem
08 Fall, würden Sie Übergangsgeld bekommen, welches ca. bei 60-70% Ihres monatlichen Lohns
09 liegt. Mit Beendigung der Reha und einer möglicherweise anhaltenden Krankschreibung,
10 würden Sie Krankengeld beziehen, welches 70% Ihres monatlichen Lohns beträgt. Dieses

111	wird, wie Sie es bereits vermutet haben, von der Krankenkasse gezahlt.
112	**Hr. Müller:** Gut, gut. Danke für die Information. Ich habe noch eine Frage: Wie schätzen Sie
113	meine Situation ein? Bin ich nach der Reha fit genug, um wieder zu arbeiten? Mein
114	Arbeitskollege hat nach Abschluss seiner Reha nicht gleich wieder 100% gearbeitet, sondern
115	hat langsam und nach und nach wieder angefangen zu arbeiten. Könnte ich das auch so oder
116	zumindest ähnlich machen?
117	**Ich:** Gute Frage. Dazu hätte ich jetzt auch noch etwas gesagt. Wie Sie sich gesundheitlich hier
118	im Krankenhaus und besonders in der Reha entwickeln, kann ich nicht prognostizieren, da ich
119	kein Mediziner bin. Darüber habe ich keine Kenntnisse und kann Ihnen auch nicht aus
120	Erfahrung heraus eine Prognose geben. Diese Frage stellen Sie am besten einem Arzt. Heute
121	Nachmittag findet noch eine Visite statt. Die Ärzte und Pflegekräfte machen dann einen
122	Rundgang durch die Station und sprechen mit jedem Patienten. Dann können Sie diese Frage
123	nochmal stellen.
124	**Hr. Müller:** Gut, das mache ich.
125	**Ich:** Was Sie mit Ihrer zweiten Frage angesprochen haben, nennt sich stufenweise berufliche
126	Wiedereingliederung – Stichwort: Hamburger Modell. Dabei geht es um eine stufenweise
127	Wiedereingliederung ins Erwerbsleben. Dafür müssen Sie mit Ihrem Hausarzt, Ihrer
128	Krankenkasse und Ihrem Arbeitgeber in Kontakt treten und einen Plan ausarbeiten, wie schnell
129	und wie lange die Wiedereingliederung dauern soll. Die Krankenkasse ist mit dabei, weil sie in
130	dieser Zeit immer noch im Krankengeldbezug sein werden. Vom Arbeitgeber erhalten Sie
131	demnach keinen Lohn, lediglich das Krankengeld von der Krankenkasse, welches wir vorhin
132	schon angesprochen haben. Während der Wiedereingliederung sind Sie nämlich noch
133	krankgeschrieben. Das heißt auch, dass sie während der Arbeit jederzeit problemlos nach
134	Hause gehen können, wenn Sie merken, dass es zu anstrengend für Sie wird.
135	**Hr. Müller:** Dann wird in dieser Zeit also besonders Rücksicht auf mich genommen.
136	**Ich:** So ist es. Und das ist auch gut und richtig, denn die Maßnahme soll Ihren
137	Genesungsprozess unterstützen und fördern. Sie sollten es daher bewusst und langsam
138	wieder angehen und sich nicht überanstrengen. Ziel ist es, die gewohnte Tagesstruktur wieder
139	zu erlangen und sich auch wieder an den Arbeitsalltag zu gewöhnen.
140	**Hr. Müller:** Aha, so ist das also. Naja, dass muss ich mir gut überlegen. Ich hätte in diesem
141	Fall auch weniger Geld. Diesbezüglich bin ich mir noch nicht so sicher, aber das überlege ich
142	mir nochmal bis zur Reha.
143	**Ich:** Genauso machen Sie es am besten. Überlegen Sie es sich und sprechen auch nochmal
144	mit Ihrem Arbeitskollegen, wie er diese Zeit empfunden hat und dementsprechend können Sie
145	sich dann in der Reha entscheiden.
146	**Hr. Müller:** Okay.
147	**Ich:** Eine andere Sache würde ich gerne noch ansprechen und zwar Ihre Zuzahlungen.
148	**Hr. Müller:** Muss ich auch etwas für die Reha bezahlen?

Ich: In gewisser Weise, denn Sie sind für 28 Tage Zuzahlung, mit 10€ pro Tag, bei einer Behandlung verpflichtet. Der stationäre Krankenhausaufenthalt zählt hier auch mit dazu, ebenso die Reha. Es würden also in der Summe maximal 280 € für dieses Kalenderjahr an Zuzahlungskosten auf Sie zukommen, es sei denn Sie sind davon befreit.

Hr. Müller: Ach so ist das. Ich habe davon gehört, aber ich bin leider nicht davon befreit, wobei es ja ein überschaubarer Betrag ist.

Ich: Das würde ich auch sagen. Ihre Behandlung hier im Krankenhaus und in der Reha ist sehr gut und wenn Sie im Gegenzug dafür einen kleinen Beitrag zahlen, ist das doch in Ordnung oder nicht?

Hr. Müller: Ja, das ist es. Da haben Sie Recht. Für mich wird es die erste Reha in meinem Leben sein, ich habe noch nie so etwas gemacht. Können Sie mir sagen, was dort auf mich zukommt?

Ich: Klar doch. Es wird zu Beginn, also bei Ihrer Aufnahme, ähnlich ablaufen wie hier im Krankenhaus. Das heißt, es wird ein Aufnahmebogen mit Ihnen ausgefüllt und besprochen. Dabei ist es wichtig, dass Sie alle körperlichen Beschwerden von Ihnen aufzählen wie beispielsweise ein Bandscheibenvorfall, Rückenschmerzen, Lebensmittelunverträglichkeiten, körperliche Einschränkungen durch eine Prothese oder ähnlichem und weitere Erkrankungen oder für die Therapie Relevantes. Sofern Sie dies ausführlich angeben, kann während der Reha darauf Bezug genommen werden und Sie können gegebenenfalls dies ebenso behandeln lassen.

Hr. Müller: Ja das hört sich aber interessant an.

Ich: Das ist es. Außerdem gibt es weitere Angebote, wodurch die Reha Sie ganzheitlich betrachtet und versorgt. Das heißt es wird ein Angebot der Psychoonkologie geben, um die Erkrankung besser verarbeiten zu können und den Austausch mit weiteren Betroffenen zu ermöglichen. Des Weiteren wird in der Reha versucht Sie auf den Alltag gut vorzubereiten, denn es werden bei Ihnen mit Sicherheit Fragen auftauchen hinsichtlich Ernährung, Sport, Urlaub und Freizeitgestaltung, Belastungsgrenze und einige weitere Themen. Auf was Sie bei diesen Aspekten achten sollten, wird Ihnen in der Reha von Fachpersonal näher gebracht. Das alles beinhaltet der ganzheitliche Charakter der Reha.

Hr. Müller: Sie machen richtig gute Werbung. *(lacht)* Für mich hört sich das sehr gut an. Ich denke es wird mir gut tun und ich werde davon profitieren.

Ich: Das sehen Sie richtig. Ich bin davon überzeugt, dass Sie definitiv davon profitieren werden und es freut mich, dass Sie so entschlossen sind, das Beste für Ihre Gesundheit in Anspruch zu nehmen.

Hr. Müller: Ich freue mich auch sehr.

Ich: Eine wichtige Ergänzung ist mir noch eingefallen und zwar das Beckenbodentraining. Dieses spezielle Training des Unterleibes soll Ihnen dazu verhelfen, Ihre Kontinenz wieder aufzubauen, beziehungsweise wieder herzustellen.

187 **Hr. Müller:** Sehr gut. Denn wissen Sie, die Inkontinenz stört mich wirklich sehr. Eigentlich am

188 meisten! Immer mit diesem blöden Beutel rumlaufen und keine Kontrolle (gemeint ist die

189 Kontrolle über die Ausscheidung) zu haben nervt mich ungemein. Das können Sie sich nicht

190 vorstellen, wie das ist.

191 **Ich:** Das tut mir leid, dass Sie da durchmüssen. Sie haben Recht, ich kann es mir nicht

192 vorstellen, aber ich möchte Sie dennoch ermutigen nicht aufzugeben. Mir ist klar, wie einfach

193 sich das anhört, aber ich bin sicher, dass es nur noch wenige Tage anhalten wird. Ihren

194 Katheter bekommen Sie auf jeden Fall vor der Reha raus.

195 **Hr. Müller:** Okay... Das ist wenigstens ein kleiner Trost.

196 **Ich:** Sie schaffen das. Nur noch wenige Tage durchhalten, dann haben Sie das schlimmste

197 überstanden. Sie werden sehen, dass es Ihnen Tag für Tag besser gehen wird.

198 **Hr. Müller:** Wahrscheinlich haben Sie Recht.

199 **Ich:** Brauchen Sie etwas zu trinken?

200 **Hr. Müller:** Ach das ist eine gute Idee. Würden Sie mir bitte etwas einschenken?

201 **Ich:** Natürlich. Kein Problem.

202 **Hr. Müller:** (trinkt einige wenige Schlucke) Mir ist noch etwas eingefallen. Haben Sie noch

203 einen Moment, oder halte ich Sie schon zu lange auf?

204 **Ich:** Nein, nein, das tun Sie nicht. Bitte, nur zu! Fragen sie ruhig.

205 **Hr. Müller:** Gut danke. Meine Tochter hat mir gesagt, ich soll mich mal über einen

206 Schwerbehindertenausweis informieren und mir Gedanken dazu machen. Wissen Sie darüber

207 etwas? Habe ich überhaupt einen Anspruch darauf? Ich kann doch noch ganz gut laufen und

208 mich versorgen.

209 **Ich:** Ihre Tochter ist gut informiert. Dieses Thema hätte ich erst bei unserem nächsten Treffen

210 angesprochen, aber wenn Sie wollen, können ich das mit Ihnen auch jetzt besprechen.

211 **Hr. Müller:** Wenn Sie Zeit haben, würde ich gerne heute noch darüber sprechen. Heute Abend

212 wird mich meine Frau besuchen und morgen Nachmittag besucht mich meine Tochter.

213 Vielleicht kann ich dieses Thema mit ihnen dann besprechen.

214 **Ich:** Das ist eine gute Idee. Ich würde Ihnen einen groben Umriss um diesen Ausweis und

215 alles was damit zusammenhängt geben, dann können Sie sich in Ruhe dazu Gedanken

216 machen. In den nächsten Tagen, nachdem Sie sich das gut überlegt haben, können wir, sofern

217 Sie es wünschen, gemeinsam einen Antrag auf einen Schwerbehindertenausweis aufnehmen

218 und beantragen. Oder Sie lassen sich das ganz in Ruhe noch etwas länger durch den Kopf

219 gehen und besprechen sich gut mit Ihrer Frau und Ihrer Tochter, denn Sie haben die

220 Möglichkeit in der Reha, wie auch zu jedem Zeitpunkt danach, diesen Antrag zu stellen. Sie

221 haben also überhaupt keinen Zeitdruck.

222 **Hr. Müller:** Ach so ist das. Ich kann mir das also in Ruhe überlegen und muss das nicht jetzt

223 oder in der Reha beantragen?

224 **Ich:** Genau, Sie haben diesbezüglich überhaupt keinen Druck. In der Reha, wird das Thema

225 Schwerbehinderung nochmals aufkommen und dort haben Sie, wie hier auch, die Möglichkeit
226 Unterstützung und Hilfestellung zu erhalten.
227 **Hr. Müller:** Sehr gut. Wenn das so ist, bin ich beruhigt.
228 **Ich:** Hinsichtlich des Schwerbehindertenausweises ist es wie mit der Reha: Sie haben definitiv
229 einen Anspruch darauf. Das bedeutet im Detail, dass Sie mindestens 50% für Ihren Ausweis
230 erhalten würden, sofern Sie einen beantragen.
231 **Hr. Müller:** Und das alles nur wegen meiner Erkrankung?
232 **Ich:** So ist es. Bei jeder Tumorerkrankung besteht ein Anspruch auf mindestens 50%
233 Schwerbehinderung und das ist deshalb so bedeutend, weil ab 50% der Nachteilsausgleich,
234 für Sie richtig relevant werden würde.
235 **Hr. Müller:** Was sind das für Vorteile?
236 **Ich:** Nun die wichtigsten für Sie als Berufstätigen sind Steuererleichterungen, ein erhöhter
237 Kündigungsschutz, fünf zusätzliche Urlaubstage im Jahr und Sie können möglicherweise
238 abschlagsfrei früher in Rente gehen, sofern Sie das wünschen. Weitere Informationen
239 bezüglich der Nachteilsausgleiche und zu den verschiedenen Merkzeichen kann ich Ihnen für
240 das nächste Treffen gerne mitbringen.
241 **Hr. Müller:** Das hört sich aber doch recht gut an. Ich kann mir gut vorstellen, dass sich das für
242 mich lohnen wird.
243 **Ich:** Das würde ich auch sagen. Sie hätten es, besonders am Arbeitsplatz leichter, sofern Sie
244 es Ihrem Arbeitgeber mitteilen. Diese Entscheidung haben Sie zu jedem Zeitpunkt. Sie können
245 einen Schwerbehindertenausweis besitzen und müssen dies aber Ihrem Arbeitgeber nicht
246 mitteilen. Auch im Falle eines Arbeitgeberwechsels, müssen Sie dies im Bewerbungsgespräch
247 nicht mitteilen. Es versteht sich aber von selbst, wie ich denke, dass Sie besagte
248 Nachteilsausgleich in einem solchen Fall nicht in Anspruch nehmen können.
249 **Hr. Müller:** Das ist mir klar. Wenn ich das mache, werde ich es auf jedem Fall meinem
250 Arbeitgeber mitteilen und ich gehe davon aus, dass ich deshalb keine Probleme bekommen
251 werde.
252 **Ich:** Sehr gut. Dann möchte ich Ihnen an dieser Stelle bereits dazu raten, einen solchen Antrag
253 zu stellen. Es ist zweifelsfrei in Ordnung, wenn Sie in Ihrer jetzigen Situation einige
254 Erleichterungen erhalten. An Ihrer Stelle, würde ich diese Möglichkeit in Anspruch nehmen.
255 **Hr. Müller:** Nun wenn Sie das sagen... Fest Zusagen möchte ich noch nicht aber ich mache
256 mir Gedanken darüber.
257 **Ich:** Das ist absolut in Ordnung. Wie gesagt Sie haben keinen Zeitdruck und keine Frist zum
258 Einreichen des Antrags. Wichtig zu erwähnen ist die mögliche Befristung. Es ist mit Ihrer
259 jetzigen akuten Erkrankung sehr wahrscheinlich, dass Sie nur einen befristeten Ausweis
260 bekommen würden. Dieser wäre wahrscheinlich zwischen einem Jahr und fünf Jahren gültig,
261 sofern Sie in dieser Zeit, und das wünsche ich Ihnen von Herzen, keine weiteren
262 Behandlungen aufgrund Ihrer jetzigen Erkrankung benötigen. Sollte das doch der Fall sein,

263 wird sich die Gültigkeit verlängern oder der Ausweis wird Entfristet. Der Ausweis ist also auf

264 die Dauer der Erkrankung gültig.

265 **Hr. Müller:** Das hoffe ich auch. Hoffentlich ist nach dieser Behandlung alles wieder in Ordnung.

266 Dafür würde ich den Ausweis gerne wieder hergeben.

267 **Ich:** Das wünsche ich Ihnen! Um nochmal kurz zu Ihrer Aussage über das Laufen

268 zurückzukommen, muss ich Ihnen sagen, dass Sie im Falle eines beantragten

269 Schwerbehindertenausweises kein Merkzeichen erhalten, womit Sie auf einem

270 Behindertenparkplatz in der ersten Reihe parken können.

271 **Hr. Müller:** Das dachte ich mir schon. Wäre ja auch zu schön gewesen.

272 **Ich:** Aber seien Sie mal ehrlich Herr Müller, Sie sind doch noch zu Fuß sehr gut unterwegs.

273 Diesbezüglich haben Sie ja keine Einschränkung.

274 **Hr. Müller:** Ja ja, das weiß ich schon auch. (lacht) Das war eher als Witz gemeint.

275 **Ich:** Das habe ich schon verstanden.

276 **Hr. Müller:** Wo müsste ich denn diesen Antrag einreichen? Wissen Sie das?

277 **Ich:** Ja das weiß ich. Da Sie hier im Landkreis Heilbronn wohnen, ist das Sozial- und

278 Versorgungsamt zuständig, was beim Landratsamt Heilbronn angesiedelt ist.

279 Kontaktadressen finden Sie sehr schnell und übersichtlich im Internet.

280 **Hr. Müller:** Okay, sehr gut. Dann weiß ich das schon mal, für den Fall, dass ich mich dazu

281 entscheide. Aber nochmal zurück zur Reha, wie verbleiben wir jetzt?

282 **Ich:** Zunächst denke ich ist es wichtig, dass Sie sich voll und ganz auf Ihre Genesung

283 konzentrieren. Ich fasse nochmal zusammen, was wir besprochen haben. Sie haben die

284 MediClin Kraichgauklinik in Bad Rappenau ausgesucht. Sie wollen dort eine stationäre Reha

285 für drei Wochen durchlaufen und vor Beginn noch ein paar Tage nach Hause. Das Thema

286 Schwerbehinderung und berufliche Wiedereingliederung haben wir angesprochen und Sie

287 machen sich einfach mal Gedanken dazu und überlegen sich, ob Sie dies in Anspruch nehmen

288 möchten. Für auftretende Detailfragen stehe ich Ihnen selbstverständlich zur Verfügung.

289 **Hr. Müller:** Genau.

290 **Ich:** Alle weiteren Feinabstimmungen bezüglich der Reha, wie beispielsweise den Starttermin

291 Ihrer Reha, wie auch den Transport dorthin, besprechen wir in den nächsten Tagen. Ich denke,

292 für heute haben Sie genug Informationen von mir bekommen, oder nicht?

293 **Hr. Müller:** Sie haben Recht. Das war jetzt ziemlich viel aber ich kann mir noch alles merken.

294 **Ich:** Das denk ich mir. Alles was ich in den kommenden Tagen regle, werde ich stets im Dialog

295 mit Ihnen absprechen, das heißt ich werde nichts tun, sofern Sie es nicht wünschen oder

296 darüber nicht informiert worden sind.

297 **Hr. Müller:** Okay. Dann verbleiben wir so.

298 **Ich:** Ich lass Ihnen eine Karte von mir da. Hier sind alle Kontaktdaten von mir vermerkt. Sie

299 können mich also jederzeit anrufen. Ich bin hier im Haus, also nicht weit weg. Wenn etwas

300 dringendes sein sollte oder Ihre Ehefrau oder Ihre Tochter zu Besuch da ist und ich für ein

01 Gespräch dazukommen soll, können Sie mich anrufen, oder dem Stationspersonal Bescheid

02 geben. Meine Nummer ist hinterlegt, sodass die Schwestern mich auch anrufen können.

03 **Hr. Müller:** Sehr gut.

04 **Ich:** Eine letzte Sache noch: Alles was ich Ihnen erzählt habe, ist auf diesen zwei Seiten kurz

05 und gut verständlich zusammengefasst. Sie können sich das also nochmals in Ruhe

06 durchlesen und auch Ihren Angehörigen zeigen.

07 **Hr. Müller:** Sehr nett. Vielen Dank.

08 **Ich:** Gerne. Ich würde mich an dieser Stelle jetzt verabschieden und würde vorschlagen, dass

09 ich morgen oder übermorgen bei Ihnen wieder vorbeischaue. Ist das okay?

10 **Hr. Müller:** Ja absolut. Und wie gesagt, ich überlege mir das alles noch einmal.

11 **Ich:** Genau, alles ganz in Ruhe. Wie gesagt, haben wir für alles genug Zeit.

12 **Hr. Müller:** Gut, dann wünsche ich Ihnen noch einen schönen Arbeitstag und wir sehen und

13 die nächsten Tage wieder, ja?

14 **Ich:** Vielen Dank. Genau so verbleiben wir.

15 **Hr. Müller:** Vielen Dank für alles. Auf Wiedersehen.

16 **Ich:** Sehr gern. Machen Sie es gut. Bis bald.

17 **Hr. Müller:** Tschüss.

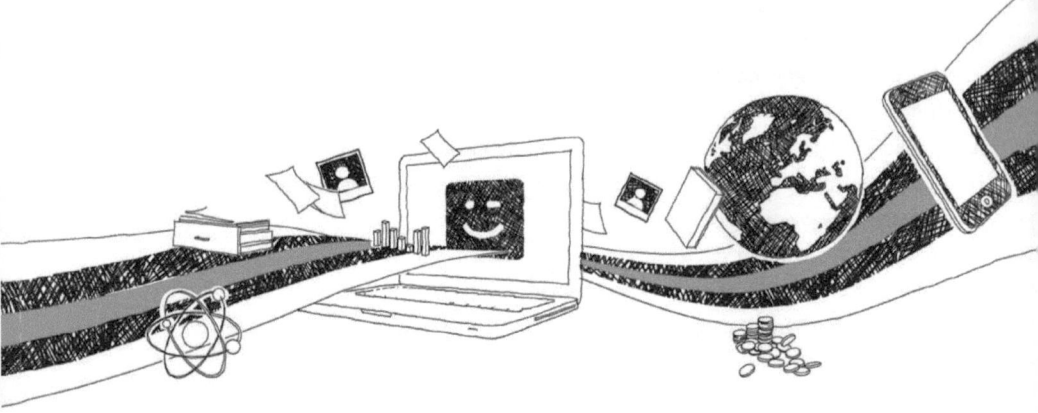
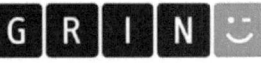